どっちを選ぶ？クイズで学ぶ！

感染症サバイバル

全3巻 内容説明
（ぜん かん ない よう せつ めい）

1
インフルエンザ
新型コロナウイルス感染症

・高熱が出てとってもつらい…。
　頭のほかに、どこを冷やすと効果的？

・くしゃみがしたいけど
　ハンカチがない！ どうしよう？

・せきが出るのでマスクをつけよう！
　正しいつけ方は？

・新型コロナウイルスに
　効く薬はあるの？　　　　　　など

2
腸管出血性大腸菌感染症O157
ノロウイルス感染症

・あれ、トングが1つしかないよ！
　肉と野菜どちらを先に焼けばいい？

・つぎは貝を焼こう！
　焼くときに気をつけることは？

・急に吐きけがして、はげしく
　吐いちゃった。これって？

・げりや吐きけが止まらない…。
　こんなときはどうすればいい？　など

3
手足口病
とびひ（伝染性膿痂疹）

・水ぶくれを早く治したい！
　どうするといい？

・手足口病にかかった人が
　トイレの後に気をつけることは？

・つぶれた水ぶくれは、いったい
　どうすればいいの？

・とびひにかかったとき、
　おふろに入ってもいいの？　　など

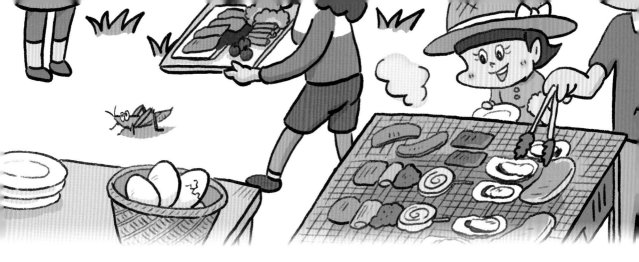

どっちを選ぶ？ クイズで学ぶ！

感染症サバイバル

著 ➡ 岡田晴恵

イラスト ➡ イケウチリリー

腸管出血性大腸菌感染症O157・
ノロウイルス感染症

日本図書センター

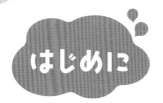

はじめに

　感染症とは、ウイルスや細菌などのとても小さな病原体が人の体に入りこむことでおこる病気のことです。みなさんのなかにも、高熱が出るインフルエンザや、食中毒をおこすO157、水ぶくれができる手足口病といった病気に、かかったことがある人がいるかもしれませんね。

　これらの病気は、せきやくしゃみ、食べものや飲みものなどをとおして、わたしたちに感染します。

　感染症にかかると、つらい症状が出るだけじゃなく、命にかかわることもあります。だから、手洗いや換気などで防ぐことが大事です。しかし、残念ながら予防をしていたとしても、感染症にかかってしまうことがあります。この本に登場する2人の主人公も、げりや吐きけなど食中毒の症状をおこす腸管出血性大腸菌感染症O157やノロウイルス感染症にかかってしまいます。感染してしまったらどうすればいいか、また、感染を予防するためにできることはなにか、みなさんも2人といっしょにクイズに答えながら、考えてみてください。

　この本を読んで、感染症にかかったときにおこることを知っておけば、自分の体を守る行動や、まわりに広げないためのくふうができます。ぜひ、この本を感染症対策に役立ててください。

白鷗大学教授　岡田晴恵

感染症の知識や、
感染したときの
正しい行動を
クイズにしているよ。

問題のむずかしさを
3段階で
表示しているよ。

問題の答えを
イラストとともに
紹介するよ。

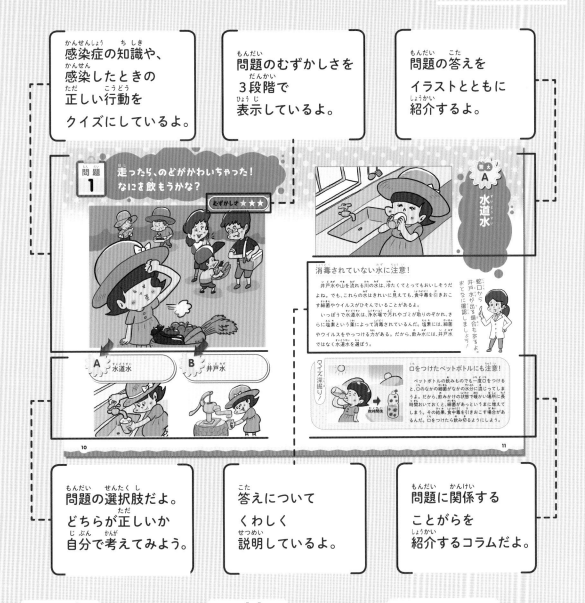

問題 1 走ったら、のどがかわいちゃった！なにを飲もうかな？

むずかしさ ★★★

A 水道水　B 井戸水

答え A 水道水

蛇口から井戸水が出る場合もあるよ。おとなに確認しましょう！

消毒されていない水に注意！

井戸水や山を流れる川の水は、冷たくてとってもおいしそうだよね。でも、これらの水はきれいに見えても、食中毒を引きおこす細菌やウイルスがひそんでいることがあるよ。

いっぽうで水道水は、浄水場で汚れやゴミが取りのぞかれ、さらに塩素という薬によって消毒されているんだ。塩素には、細菌やウイルスをやっつける力がある。だから、飲み水には、井戸水ではなく水道水を選ぼう。

クイズ深掘り！

口をつけたペットボトルにも注意！

ペットボトルの飲みものでも一度口をつけると、口のなかの細菌がなかの水分に混じってしまうよ。だから、飲みかけの状態で暖かい場所に長時間おいておくと、細菌があっというまに増えてしまう。その結果、食中毒を引きおこす場合があるんだ。口をつけたら飲み切るようにしよう。

10　　11

問題の選択肢だよ。
どちらが正しいか
自分で考えてみよう。

答えについて
くわしく
説明しているよ。

問題に関係する
ことがらを
紹介するコラムだよ。

ハルナ

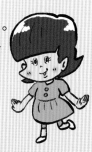

この本の
主人公のひとり。
食いしんぼうで
負けずぎらいな
女の子。

コウタ

この本の
主人公のひとり。
おいしいものが
大好きで元気な
ハルナのいとこ。

サバイバルマスター

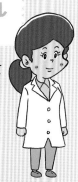

感染症について
知りつくした
お医者さん。

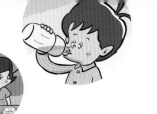
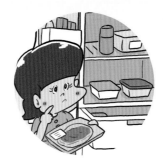
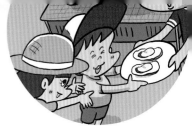

もくじ

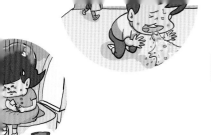
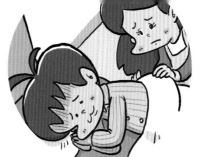
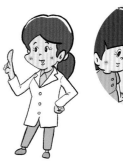
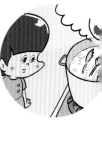

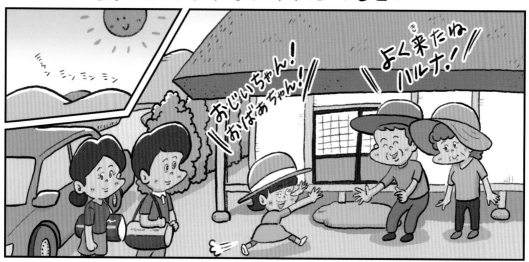

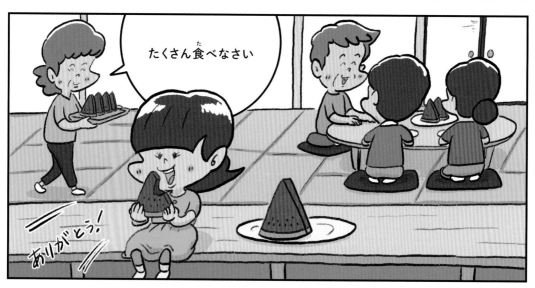

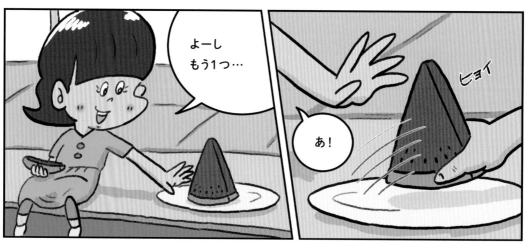

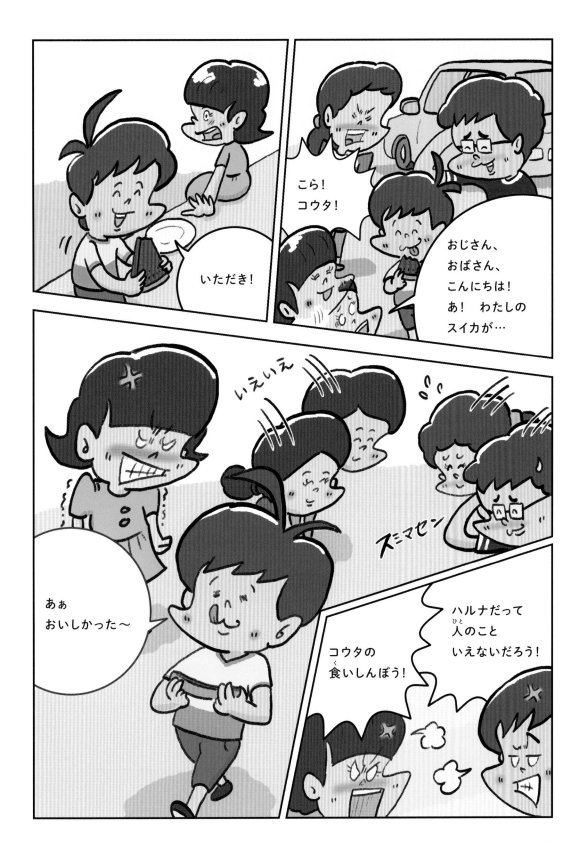

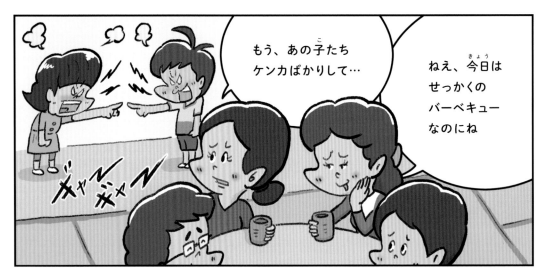

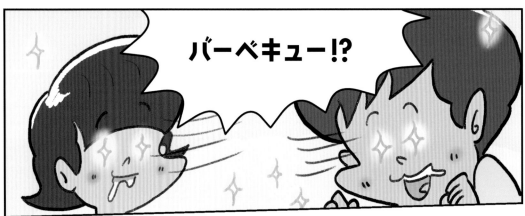

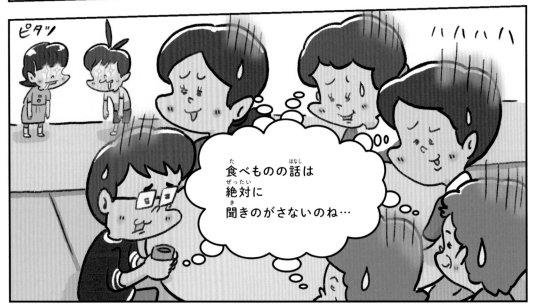

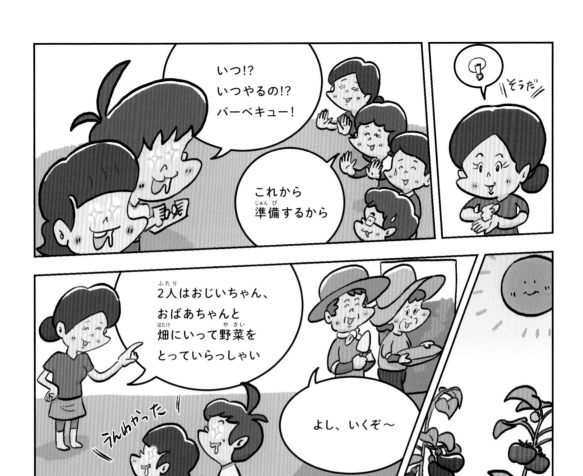

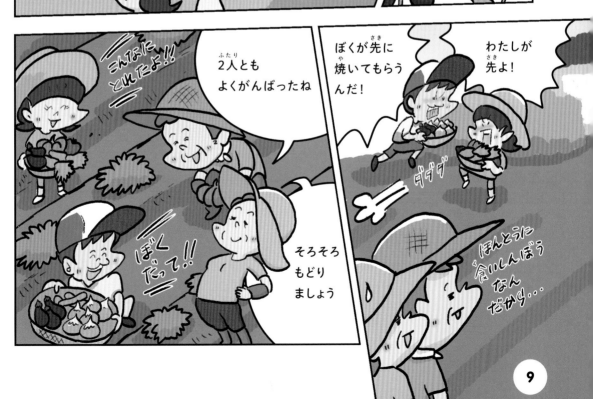

走ったら、のどがかわいちゃった！
なにを飲もうかな？

むずかしさ ★ ★ ★

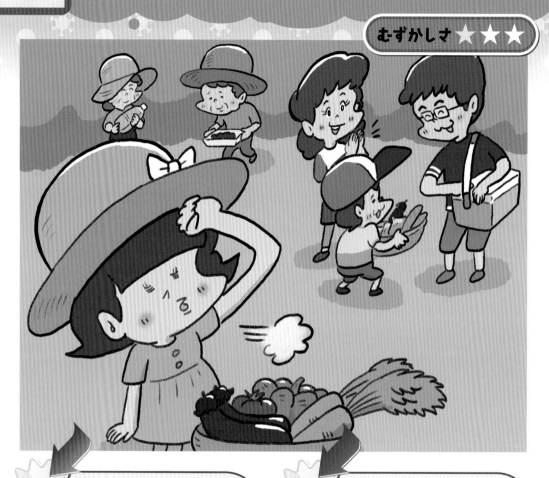

A 水道水（すいどうすい）

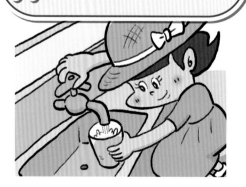

B 井戸水（いどみず）

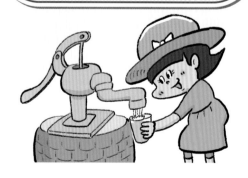

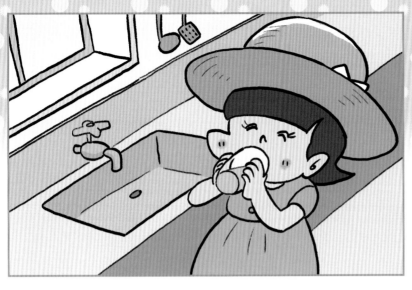

消毒されていない水に注意！

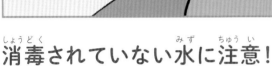

　井戸水や山を流れる川の水は、冷たくてとってもおいしそうだよね。でも、これらの水はきれいに見えても、食中毒を引きおこす細菌やウイルスがひそんでいることがあるよ。

　いっぽうで水道水は、浄水場で汚れやゴミが取りのぞかれ、さらに塩素という薬によって消毒されているんだ。塩素には、細菌やウイルスをやっつける力がある。だから、飲み水には、井戸水ではなく水道水を選ぼう。

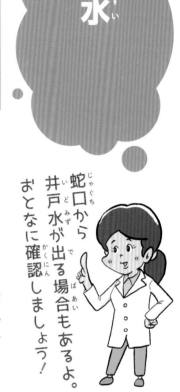

蛇口から井戸水が出る場合もあるよ。おとなに確認しましょう！

クイズ深掘り！

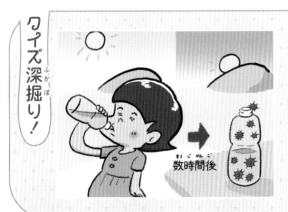

数時間後

口をつけたペットボトルにも注意！

　ペットボトルの飲みものでも一度口をつけると、口のなかの細菌がなかの水分に混じってしまうよ。だから、飲みかけの状態で暖かい場所に長時間おいておくと、細菌があっというまに増えてしまう。その結果、食中毒を引きおこす場合があるんだ。口をつけたら飲み切るようにしよう。

バーベキューの準備をするよ。凍らせていた肉の解凍のしかたは？

むずかしさ ★ ★ ★

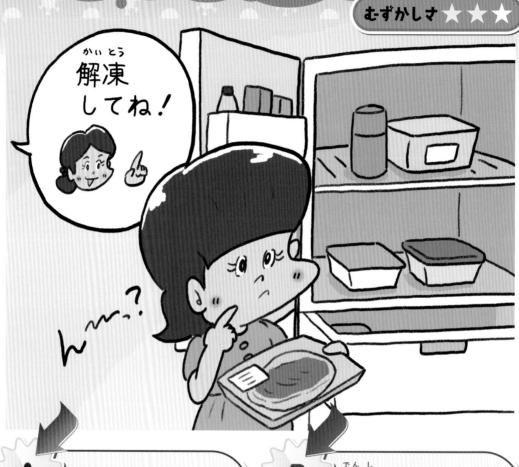

解凍してね！

ん〜〜？

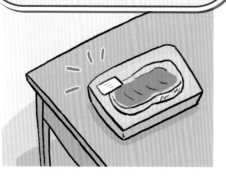

A 自然に解凍

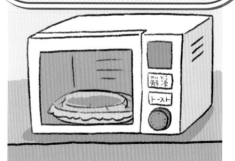

B 電子レンジで一気に解凍

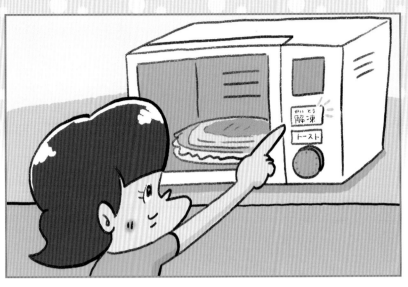

電子レンジで一気に解凍

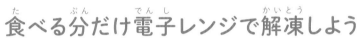

食べる分だけ電子レンジで解凍しよう

肉の自然解凍は、食中毒をおこす可能性があるから絶対にやめよう。室温で生温かくなった肉は、細菌にとって仲間を増やすのにぴったりの場所。室温でゆっくり解凍しているあいだに、どんどん数が増えていくよ。だから凍らせた食材は、電子レンジを使って一気に解凍してしまったほうが安全なんだ。

また、食べきれなかった分をもう一度冷凍するのもさけよう。冷凍をくり返すことで細菌が増えることもあるんだよ。

解凍した肉は必ず使い切りましょうっ！

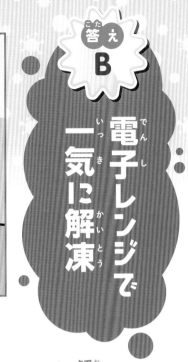

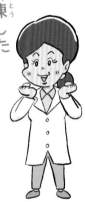

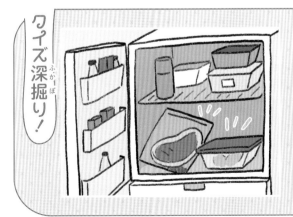

クイズ深掘り！

冷蔵庫で解凍するのもOK!

凍っている食材を冷凍庫から冷蔵庫に移して、解凍してもだいじょうぶだよ。冷蔵庫のなかは温度が低いから、細菌が増えにくいんだ。ただし、肉汁がこぼれてほかの食材につかないように、保存袋や容器に入れて、口をしっかり閉じるようにしてね。

あれ、トングが1つしかないよ！
肉と野菜どちらを先に焼けばいい？

むずかしさ ★★★

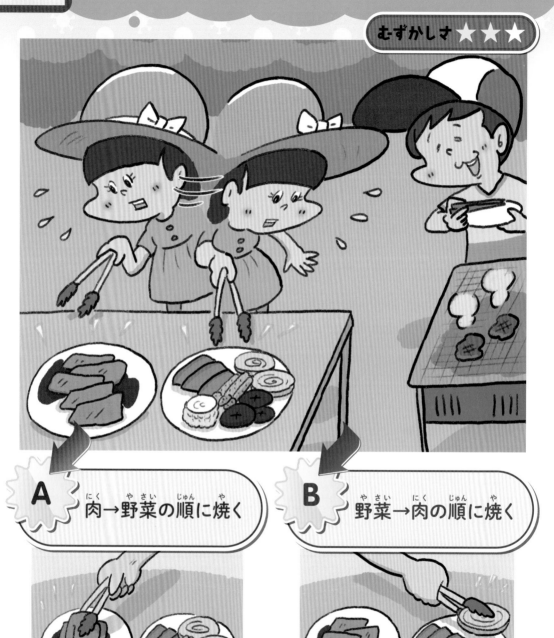

A 肉→野菜の順に焼く

B 野菜→肉の順に焼く

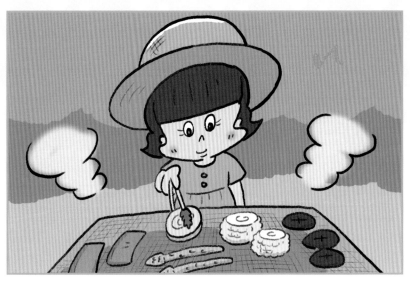

答え
B

野菜→肉の順に焼く

細菌がトングからほかの食材へ!

　生肉の表面には、食中毒をおこす細菌がいることがあるよ。だから先に肉を焼くと、トングについた細菌が野菜に移るんだ。１つのトングで肉と野菜をあつかう場合は、野菜を先に焼こう。できれば、肉と野菜、それぞれのトングを用意してね。

　もちろん、生肉をあつかったトングで焼けた肉を直に食べるのも絶対にダメ。それから、自分のはしで生肉を取って焼くのもやめようね。

野菜は生でも食べることがあるから細菌がつくと危険!

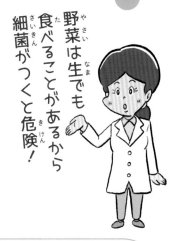

クイズ深掘り!

包丁やまな板の使い回しも危険!

　肉や野菜を切り分けるための包丁やまな板も、肉用と野菜用で使い分けよう。トングと同じように、包丁やまな板から細菌が移ってしまうこともあるんだ。もし包丁やまな板が１つしかない場合は、先に野菜を切って、その後よく洗ってから肉を切るようにしよう。

料理がいっぱい！でも食べちゃダメなものもあるみたい。どれかな？

むずかしさ ★ ★ ★

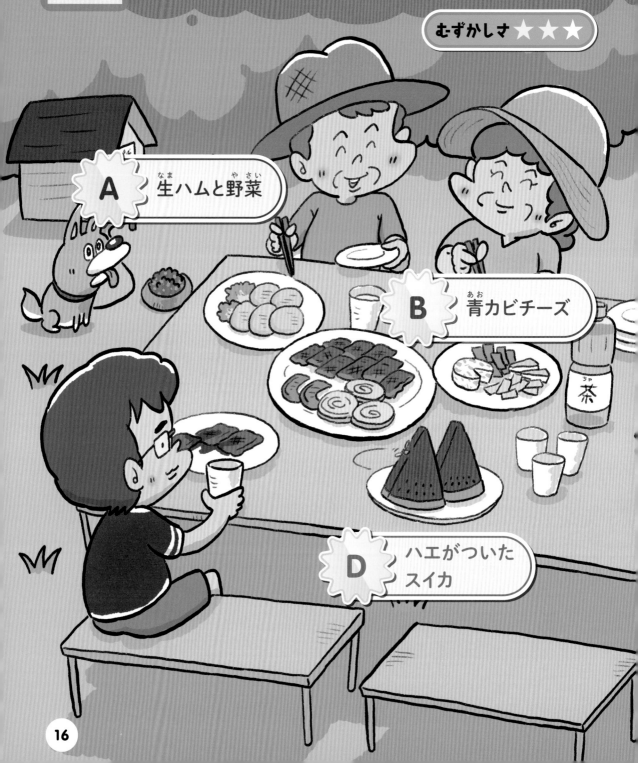

A 生ハムと野菜

B 青カビチーズ

茶

D ハエがついたスイカ

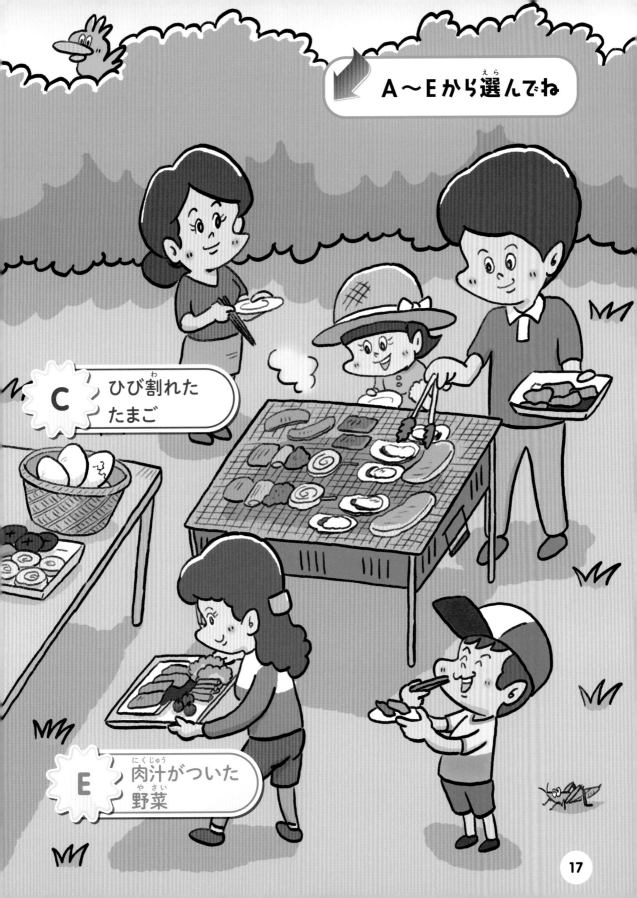

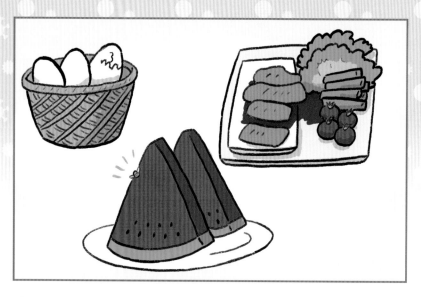

答え
C・D・E

ひび割れたたまご、ハエがついたスイカ、肉汁がついた野菜

細菌の増加やハエを防ぐために料理はすぐ食べましょう

食べる前に食材や料理をチェック！

　ひび割れたたまごには、サルモネラ菌という細菌がひそんでいることがあるよ。口にすると、熱が出たり吐いたりするほか、腹痛、げりなどの症状がおこることも。また、肉汁がついた野菜にも、肉にいた細菌が移っているかもしれない。もし、ちょっとでもついてしまったら、食べるのはやめておこう。

　それからハエにも要注意。ハエの体にはいろいろな細菌がついているから、食べものに細菌を移してしまうこともあるよ。

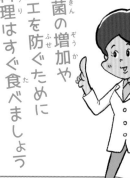

クイズ深掘り！

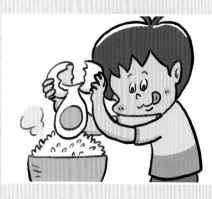

生たまごが食べられる日本はすごい

　日本では、たまごかけごはんやすき焼きなど、たまごを生で食べる機会が多いよね。でもこれは、日本で売られているたまごの衛生管理がいき届いているからこそできることなんだ。海外では、サルモネラ菌による食中毒をさけるために、生でたまごを食べるのはやめておこう。

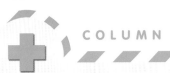

こんなものは食べちゃダメ！

食べものには、安全に食べられる期限があるって知ってた？　この期限を過ぎたものは、くさったり、細菌が増えたりしていて、口にすると食中毒になってしまうことがあるよ。つぎのようなものは、食べないように十分に注意しよう。

消費期限を過ぎたもの

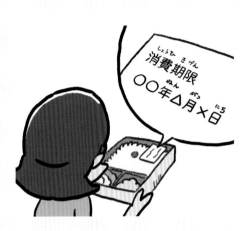

スーパーなどで買った食べものに、消費期限ということばと日付が書かれているのを見たことがあるかな？　消費期限は、封を開けずにラベルなどに書かれた保存方法を守って正しく保存したとき、いつまで安全に食べられるかを示しているよ。食べものを食べるときは、この消費期限を必ずチェックしよう。

消費期限と賞味期限のちがいは？

いたみにくい食品には、消費期限のかわりに賞味期限が書かれている場合も。賞味期限は封を開けずに正しく保存したとき、おいしく食べられる期限のこと。だから賞味期限を過ぎてすぐ食べられなくなるわけではないけれど、食べるときはおとなに相談しよう。

口をつけて時間がたったもの

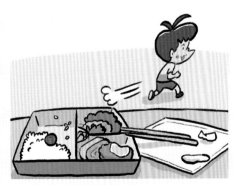

消費期限や賞味期限の日付より前でも、一度封を開けたものは早めに食べるようにしよう。また、食べかけのものをそのままにしておくと、口のなかの細菌が食べものに移って増えてしまったり、ハエがたかってしまったりすることもあるよ。残さず食べ切れる分だけ用意することを心がけよう。

さあ、肉を焼こう！
どれくらい焼いたらいいかな？

むずかしさ ★ ★ ★

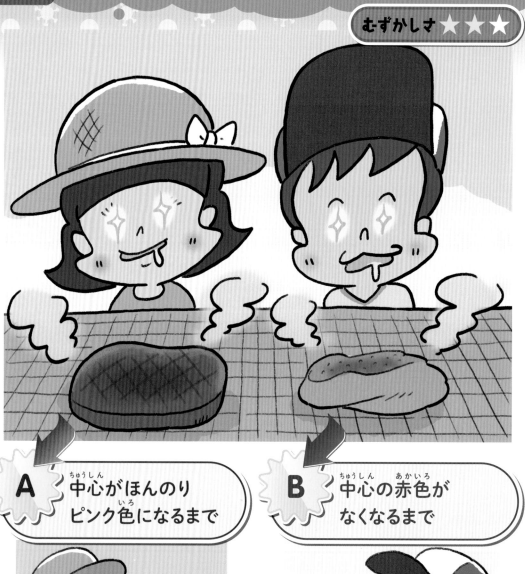

A 中心がほんのり
ピンク色になるまで

B 中心の赤色が
なくなるまで

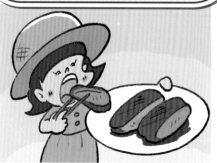

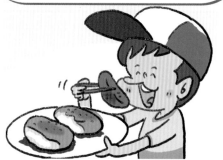

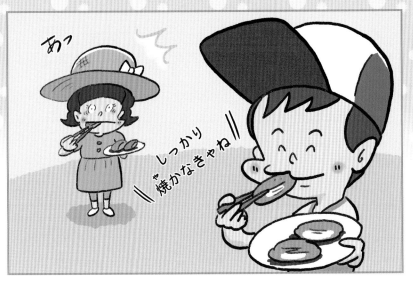

中心の赤色が
なくなるまで

ハンバーグ
などの、ひき肉料理も
よく火をとおしましょう

75℃以上の熱で1分以上かけて焼こう

　もし、牛肉やとり肉に食中毒をおこす細菌がいたとしても、75℃以上の状態で1分以上加熱すれば、やっつけることができるよ。牛肉の場合は、肉の中心の色が赤から茶色に、とり肉は赤から白色になるまでしっかり加熱してね。

　フライパンで焼く場合は、フタをして蒸し焼きにすると、さらに効果的。バーベキューなどでフタができないときは、肉の色の変化に注意して、じっくり時間をかけて焼いてね。

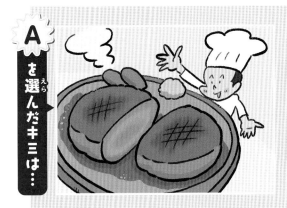

A
を選んだキミは…

レアステーキは食べてもいい?

　レストランのステーキ用牛肉は、きちんと管理されているから、細菌がつきやすい表面を焼けば、なかが生、つまりレアな状態でも食べられるよ。でも、食中毒になりやすい子どもや高齢者は念のためさけて。とり肉や豚肉はなかにも細菌などがいるから十分に火をとおさないとダメなんだ。

つぎは貝を焼こう！
焼くときに気をつけることは？

むずかしさ ★★★

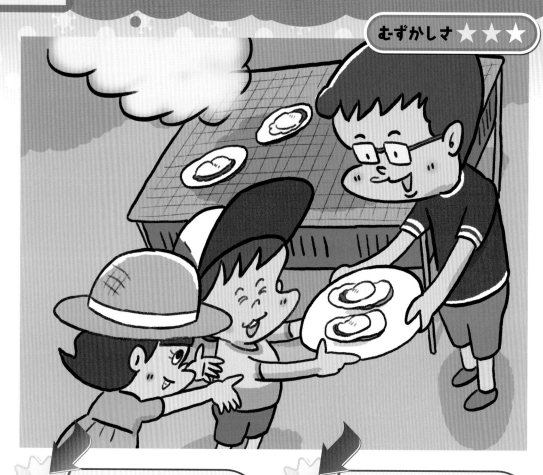

A しっかり火をとおす

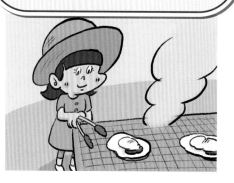

B しっかり洗う

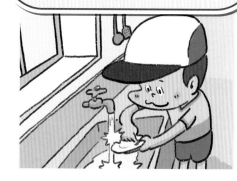

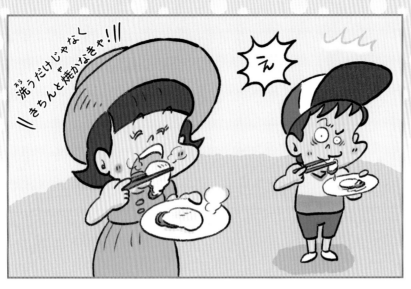

ほかにホタテ、ハマグリなども二枚貝の仲間です

貝にはノロウイルスがいることも

　カキのような二枚貝には、ノロウイルスという食中毒の原因となるウイルスがひそんでいることがあるよ。ノロウイルスは、貝の身の奥にいることもあるから、表面を洗っただけではいなくならないんだ。85℃以上の状態で90秒以上、なかまできちんと火をとおすことで、ウイルスをやっつけることができるよ。

　とくに冬には、ノロウイルスによる食中毒が流行しやすいんだ。だけど、もちろんほかの季節でも十分注意が必要だよ。

クイズ深掘り！

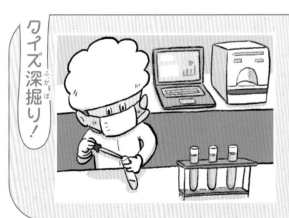

生食用のカキってあるの？

　「カキって生で食べることもあるよね？」と思った人もいるかもしれないね。じつは生食用のカキがあって、ウイルスや細菌を減らす処理や検査をしているから、生でも食べられるんだよ。けれど、子どもやお年寄りなど体力のない人は、念のため生ガキはさけるようにしよう。

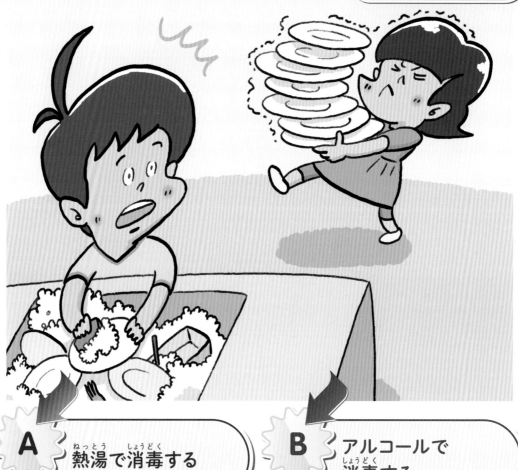

問題 7

後片づけをしよう。
調理器具の一番よい消毒方法は？

むずかしさ ★ ★ ★

A 熱湯で消毒する

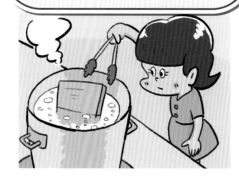

B アルコールで消毒する

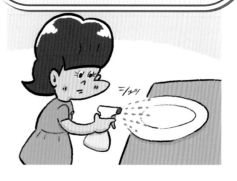

24

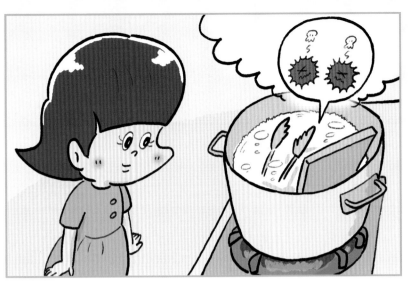

熱湯で消毒する

使ったふきんや
タオルも熱湯消毒すると
いいですね

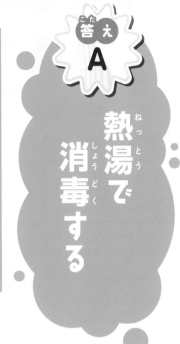

熱湯で細菌やウイルスをやっつける

多くの細菌やウイルスはアルコールでやっつけられるけれど、アルコールが効かないウイルスもいるんだ。ノロウイルスもその1つ。だから使った調理器具はすぐに洗って、熱湯消毒するのがベスト。ほとんどの細菌やウイルスをやっつけられるよ。

熱湯消毒するときは、お湯をわかした大きななべに調理器具を入れてしばらく煮よう。もし大きななべがなければ、金属製の容器に入れて、やかんなどでお湯をかけるといいよ。

クイズ深掘り！

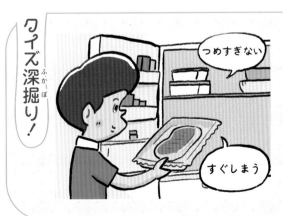

つめすぎない

すぐしまう

食材の安全な保存方法って？

買ってきた食材はすぐ冷蔵庫に入れよう。そのとき、冷蔵庫に食材をつめすぎないように注意してね。なかが十分冷えるよう7割くらいがめやすだよ。肉や魚は汁がもれないように、きちんと密閉！それから、食材を冷蔵庫から取り出す前と後には、手を洗って細菌が食材につくのを防ごう。

おなかがすごく痛い！うんちには血が混じっている。この病気は？

むずかしさ ★ ★ ★

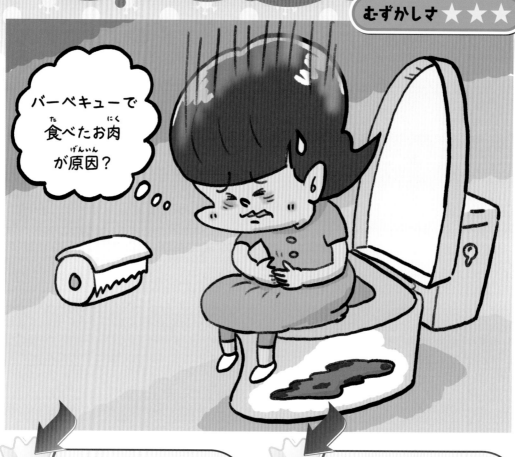

バーベキューで食べたお肉が原因？

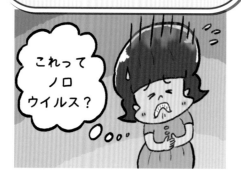

A ノロウイルス感染症

これってノロウイルス？

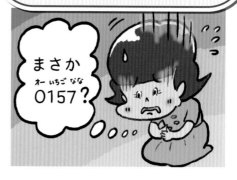

B 腸管出血性大腸菌感染症O157

まさかO157？

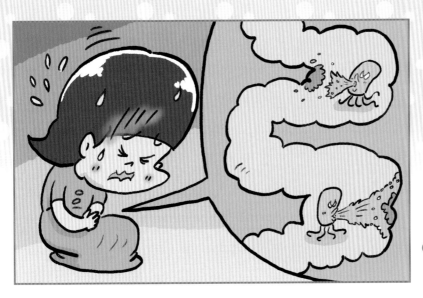

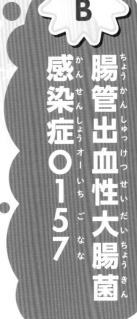

腸管出血性大腸菌
感染症O157

うんちに血が混じったら、O157を疑おう

　はげしい腹痛とともに水のようなげりが出た後、うんちに血が混じるようになったら、腸管出血性大腸菌O157による感染症をおこしている可能性があるよ。血が出るのは、O157が体のなかでベロ毒素という細胞をこわす猛毒を産み出して、腸をキズつけているからなんだ。

　ノロウイルスに感染した場合は、うんちに血が混じることはあまりないんだよ。

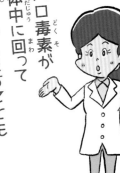

ベロ毒素が
体中に回って
死んでしまうことも

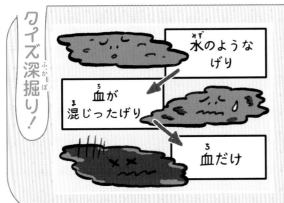

水のような
げり

血が
混じったげり

血だけ

クイズ深掘り！

O157の出血量は圧倒的に多い

　O157だけではなく、カンピロバクターやサルモネラなどの細菌が原因の食中毒でも、うんちに血が混じることがあるよ。でも、出血量はO157が一番多いんだ。O157は症状が重くなると、うんちが出切った後、血だけが出てくるようになってしまうんだよ。

急に吐きけがして、はげしく吐いちゃった。これって？

むずかしさ ★★★

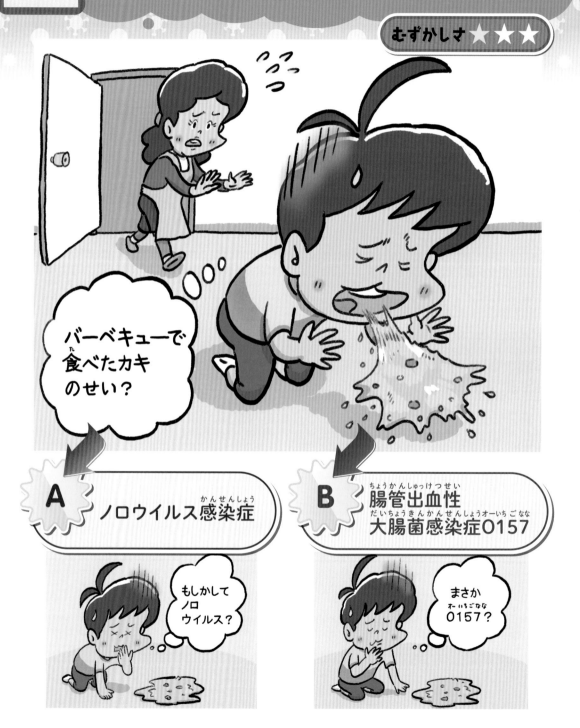

バーベキューで食べたカキのせい？

A ノロウイルス感染症

もしかしてノロウイルス？

B 腸管出血性大腸菌感染症O157

まさかO157？

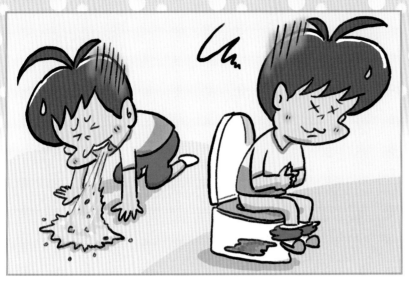

学校や園で集団感染をおこすこともあります

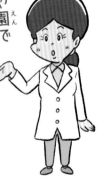

はげしく吐いたり、げりをしたりする

　それまでなんともなかったのに、急に気もちが悪くなって、何度もはげしく吐いたり、水のようなげりが出続けたりしている場合、ノロウイルス感染症の可能性が高いよ。これらの症状によって体の水分が減り、脱水症状になることもあるんだ。さらに腹痛や頭痛がおきたり、熱が出たりすることもあるよ。

　ノロウイルスは感染力が強いから、かかってしまったら、まわりの人にうつさないよう、十分注意しないといけないんだ。

クイズ深掘り！

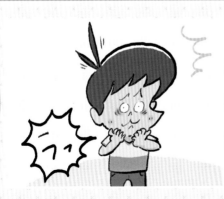

急におこる強い吐きけが特徴

　吐きけの症状は、O157やカンピロバクター、サルモネラなどの細菌による感染症でもおこることが多いんだ。けれど、ノロウイルスに感染した場合は、「とつぜん」「強い」吐きけがおこって、はげしく吐いてしまうよ。これが、ほかの感染症とはちがうところなんだ。

げりや吐きけが止まらない…。こんなときはどうすればいい？

むずかしさ ★ ★ ★

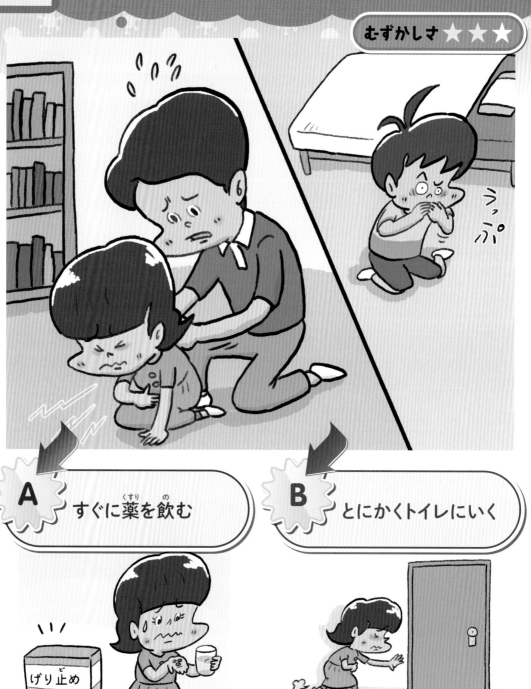

A すぐに薬を飲む

B とにかくトイレにいく

げり止め

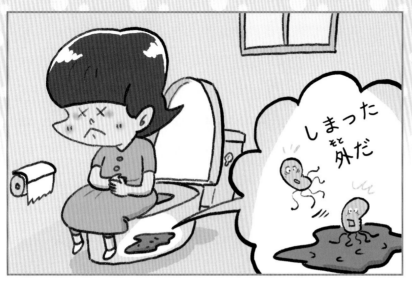

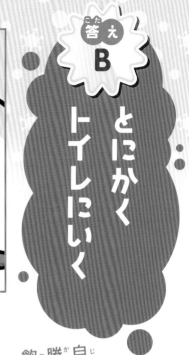

自分の判断で勝手にげり止めを飲んではダメ！

細菌やウイルスを体の外へ！

O157やノロウイルスに感染した可能性があるときは、げり止めや吐きけ止めの薬を自分の判断で飲んではいけないよ。げりや吐きけがおこるのは、体が細菌やウイルスを外に出そうとしている証拠。薬によっておさえてしまうと、細菌やウイルスが体のなかにとどまって、どんどん増えてしまうんだ。

つらいけれど、まずは悪い細菌やウイルスを体の外に追い出すことを優先しよう。

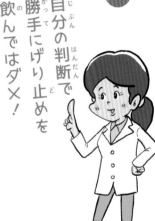

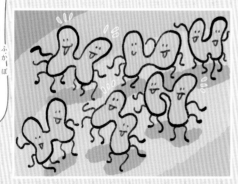

クイズ深掘り！

あっというまに仲間を増やすO157

O157はたった15〜20分で倍の数に増えるほど、仲間を増やす力が強いんだ。だからもし、うんちに血が混じっている場合は、すぐに病院にいこう。「もう少しようすを見よう」と、のんびりしていると、取り返しがつかないほど悪化してしまうこともあるんだよ。

トイレでうんちや吐いたものを流すときに気をつけることは?

むずかしさ ★★★

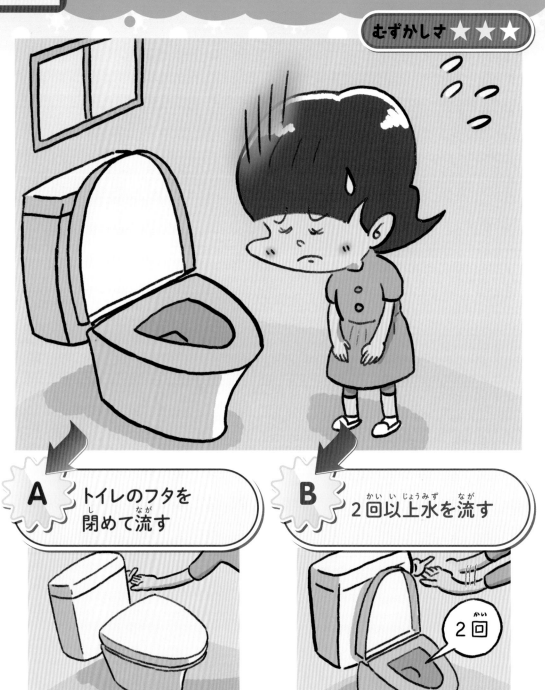

A トイレのフタを閉めて流す

B 2回以上水を流す

2回

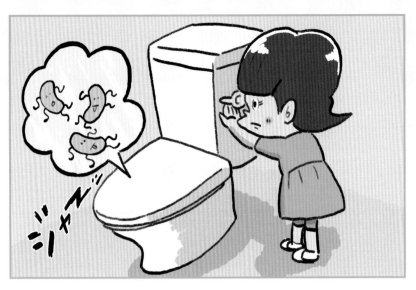

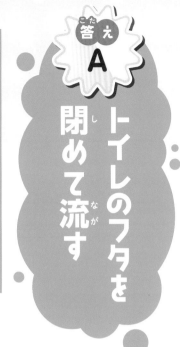
細菌やウイルスが舞いあがるのを防ごう

　感染症によってトイレでげりをしたり、吐いてしまったりしたときは、しっかりとフタをしてから水を流そう。フタをしないでそのまま流してしまうと、うんちや吐いたものといっしょに出てきた細菌やウイルスが、水流によって舞いあがるんだ。もし、それをほかの人が吸いこんだら、その人にうつってしまうこともあるんだよ。

　トイレにいった後は、しっかり手を洗うことも忘れずにね。

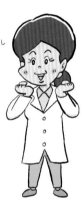

フタを閉めて
流す習慣を
つけましょう！

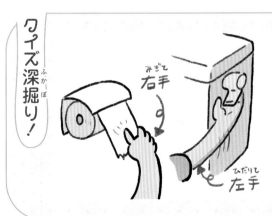

クイズ深掘り！

右手

左手

トイレにいったら
こんなことにも注意しよう

　トイレにいった後は、トイレットペーパーでぬぐった手とは反対の手で水洗レバーを引いて流してね。同じ手でレバーにさわると、そこに細菌やウイルスがついて、つぎにトイレを使う人の手に細菌やウイルスがついてしまう可能性があるよ。

トイレを消毒するときには、なにを使うといい？

むずかしさ ★★★

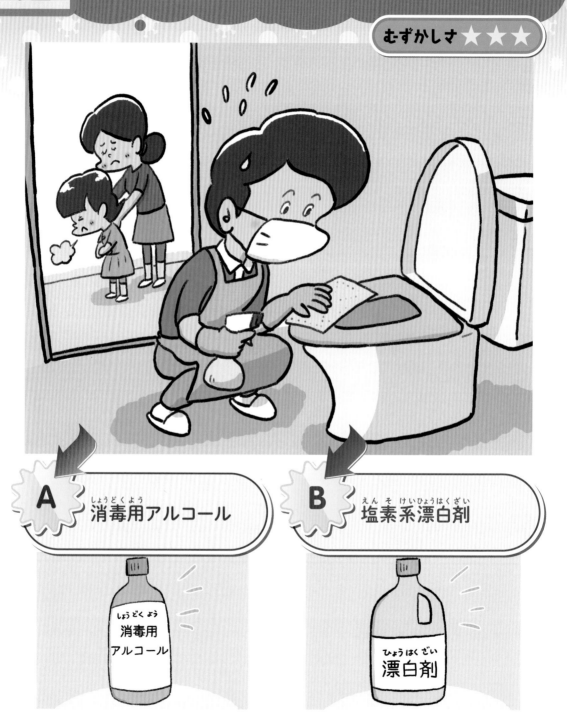

A 消毒用アルコール

消毒用 アルコール

B 塩素系漂白剤

漂白剤

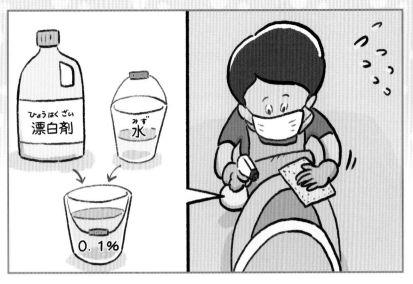

塩素系漂白剤

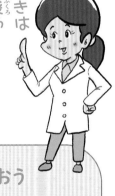

消毒するときは
使いすて手袋や
マスクを身につけて！

塩素系漂白剤で細菌やウイルスを退治！

　O157やノロウイルスに感染した人が使った便器は、水で0.1パーセントにうすめた塩素系漂白剤（次亜塩素酸ナトリウム）で消毒しよう。市販されている塩素系漂白剤の濃度はさまざまなので、濃度を確認してからうすめてね。

　O157の場合、ドアノブや水洗レバーなどの消毒には消毒用アルコールでも効果があるけれど、うんちや吐いたものがついた場所は塩素系漂白剤でないと、きちんと消毒できないよ。

クイズ深掘り！

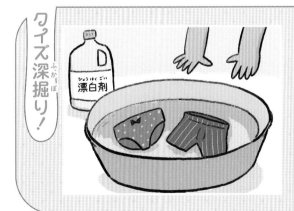

汚れた下着は分けて洗おう

　うんちや吐いたもので汚れた下着や服は、ほかのものと分けて洗ってね。まずは消毒をするために、洗面器などに塩素系漂白剤を入れて汚れた服をつけておこう。その後、いつもどおり洗たく機で洗ったら、外に干して乾かしてね。このとき、しっかり日光にあてることが大事だよ。

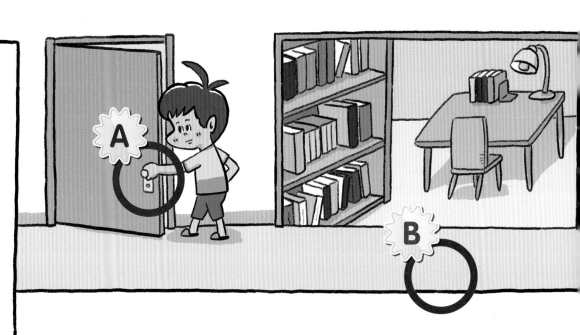

問題
13

体から出たウイルスや細菌は、
家のなかのどこに多くいる？

むずかしさ ★★★

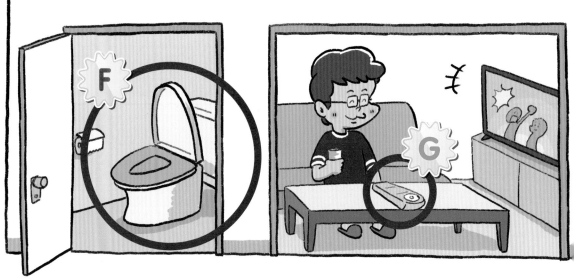

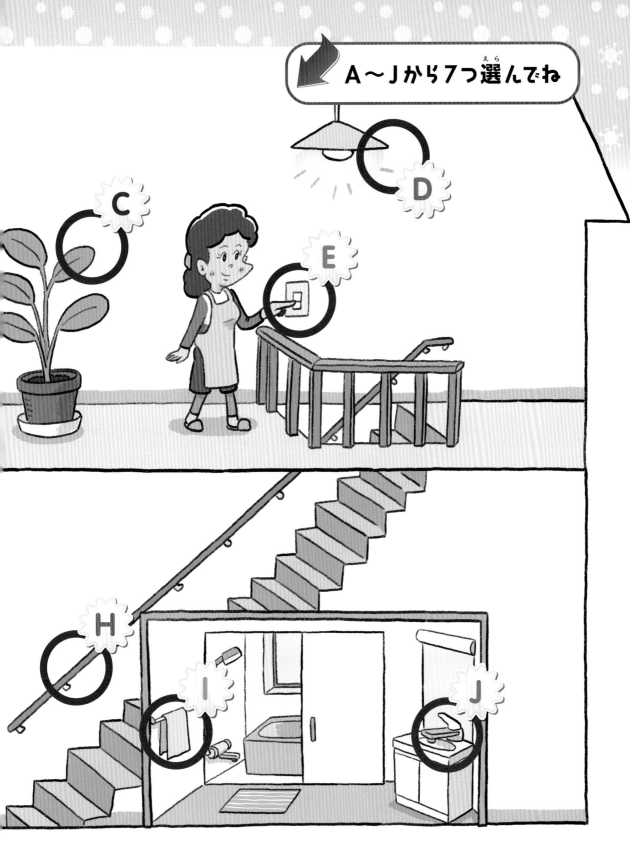

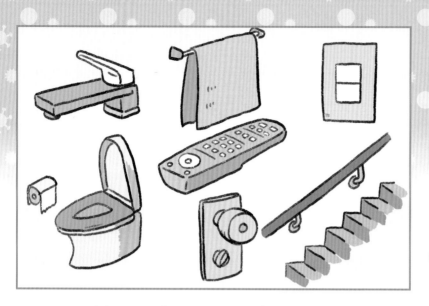

答え
A・E・F・G
H・I・J

ドアノブ、電気のスイッチ、トイレまわり、リモコン、手すり、タオル、蛇口

トイレや多くの人がさわる場所に注意

　ウイルスや細菌は、うんちや吐いたものに混じっているから、トイレのそばにひそんでいることが多いんだ。また、トイレの後にきちんと手を洗わずにいると、ドアノブや電気のスイッチ、リモコンや手すり、蛇口やタオルなど、その手でさわったところにも、ウイルスや細菌がくっついてしまうんだよ。

　こうしたものにほかの人がさわることで、その人に病気がうつったり、さらにウイルスや細菌が広がったりするんだ。

細菌やウイルスを広げないためには手洗いが大事！

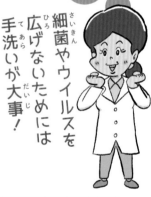

クイズ深掘り！

ノロウイルス
10〜100

O157
50〜100

感染力が強いノロウイルスとO157

　ノロウイルスとO157はとくに感染力が強く、多くの食中毒が100万個以上の病原体が体に入らないとおこらないのにたいして、数十〜100個ほど体に入っただけで感染するよ。さらに、O157は胃酸でも死なずに腸にたどりつき、あっというまに仲間を増やす強い細菌でもあるんだ。

吐いたものの片づけ方

ノロウイルスに感染した人の吐いたものにはウイルスがいっぱい。これが乾燥すると、ほこりにくっつき、そうじ機で吸いこんだときに排気口から空気中に舞いあがり、人の体に入りこむことも。感染が広がるのを防ぐために、十分注意して片づけよう。

準備するもの

- ・エプロン
- ・使いすて手袋
- ・ぞうきん
- ・マスク
- ・新聞紙
- ・ゴミ袋
- ・塩素系漂白剤や二酸化塩素の液剤

（ふき取り用に水で0.1パーセントの濃度にうすめたものも用意）

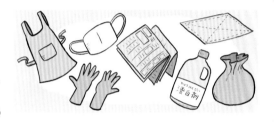

❶

紙や新聞紙で、吐いたものの全体をおおう。

❷

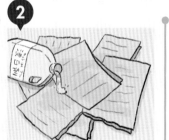

広げた紙や新聞紙に、まんべんなく液剤をひたす。

❸

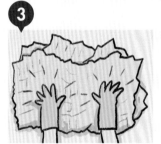

吐いたものを、おおった新聞紙ごと包んで取る。

❹

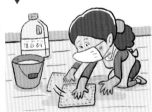

吐いたところをうすめた液剤でふき、最後に水ぶきする。

❺

吐いたものや手袋などはビニール袋で密閉してすてる。

吐いたものを
見つけたら、
おとなに片づけを
たのみましょう

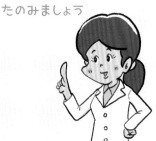

寝たいけれど吐きけがある…。
そんなとき気をつけることは？

むずかしさ ★ ★ ★

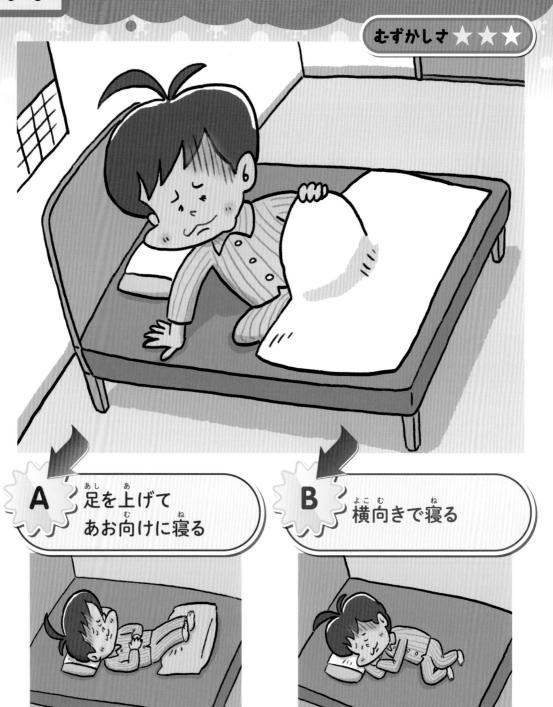

A 足を上げて
あお向けに寝る

B 横向きで寝る

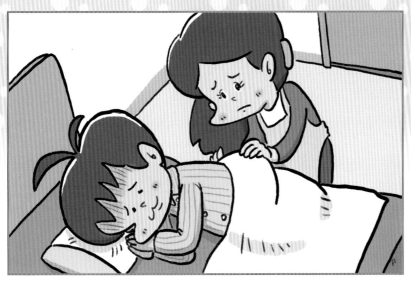

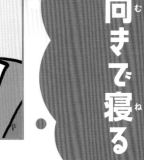

答え

B

横向きで寝る

吐いたものがのどにつまると危険！

ノロウイルスに感染したときなど、吐きけがあるときは横向きになって寝るようにしよう。あお向けで寝ているときに吐いてしまった場合、吐いたものがのどにつまって呼吸ができなくなることがあるよ。横向きだったら、吐いたものが口の外に出やすくなるんだ。

まくらやタオルを使って位置を調整するなど、寝ているあいだも横向きをキープできるようにくふうしよう。

まくらもとに洗面器やビニール袋を用意しておきましょう

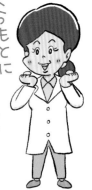

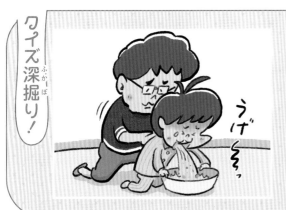

クイズ深掘り！

うげぇ〜

吐きけがある人を看病するときの注意点

看病する人は、寝ている人が吐きそうになったら、その人の体をおこして支えよう。それがむずかしい場合は、横向きにしてあげてね。また、トイレにいきたそうなときは、がまんさせず、すぐにいかせるようにしよう。

げりをしているときの おふろの入り方で注意することは？

むずかしさ ★★★

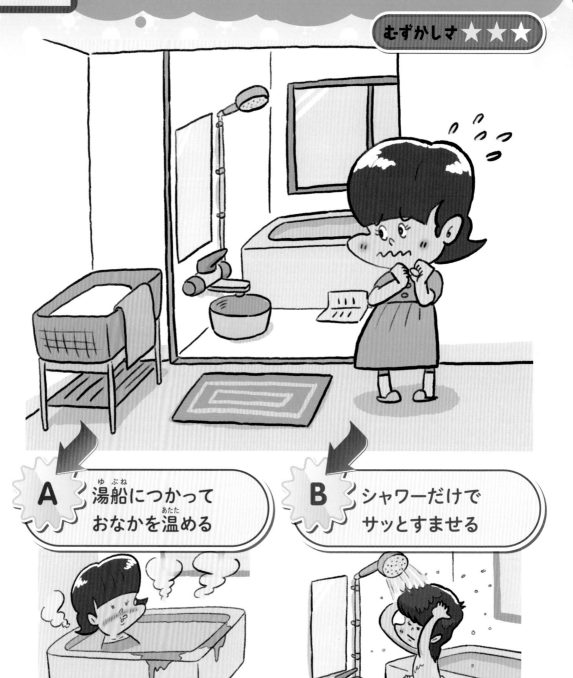

A 湯船につかって おなかを温める

B シャワーだけで サッとすませる

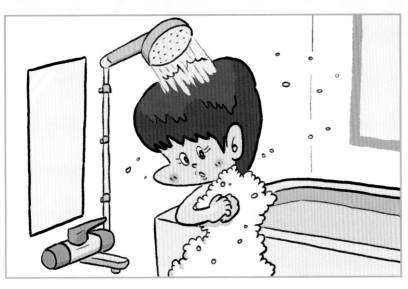

湯船のお湯から家族にうつることも

げりをしているときは、湯船でおなかを温めたほうがいいような気がするけれど、それはまちがい。シャワーだけですませるのが正解だよ。感染症にかかっているのに湯船につかってしまうと、おしりのまわりについている細菌やウイルスが、お湯のなかに広がって家族にうつってしまうかもしれないんだ。

また、おふろに入る順番も最後にするのがベスト。体をよく洗ってサッと出るようにしてね。

タオルも
自分専用のものを
使いましょう

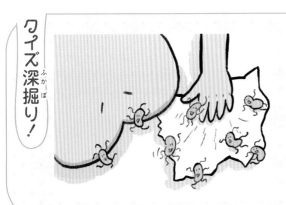

クイズ深掘り！

感染症にかかったときこそ
体は清潔にしよう

具合が悪いと、おふろに入るのがめんどうに感じるかもしれないね。でも、シャワーも浴びないでいると、おしりについている細菌やウイルスがほかのところに移って広がっていくことも。むりのない範囲で体は清潔に保つようにしよう。

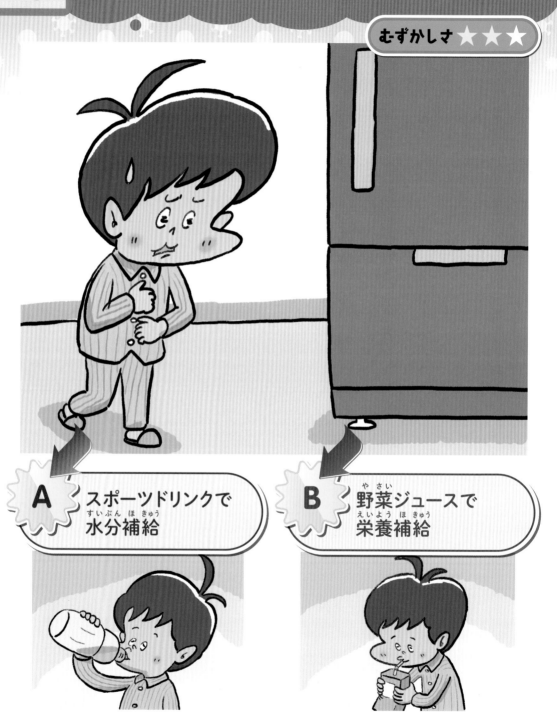

吐きけがちょっとおさまってきた！
そんなときにまず、やることは？

むずかしさ ★ ★ ★

A スポーツドリンクで
水分補給

B 野菜ジュースで
栄養補給

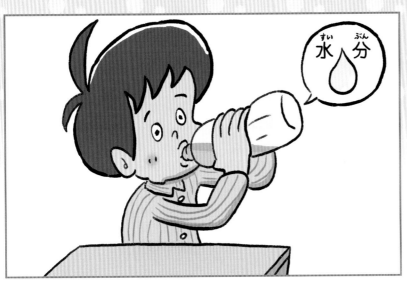

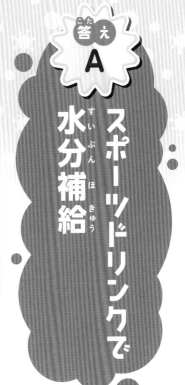

水分は一気にとらず少しずつとりましょう

脱水症状にも十分気をつけて!

　吐いたり、げりをしたりし続けていると、体から水分がなくなって脱水症状と呼ばれる状態に。この症状が重くなると、命にかかわる場合もあるよ。だから、まずは水分補給が大切なんだ。

　スポーツドリンクは、失われた水分を効率よく補給するためにつくられたもので、胃腸への負担も少ないから、病気のときにもぴったり。調子がよくなってきたら、さらにおかゆなど、消化のよいものを食べるといいよ。

クイズ深掘り!

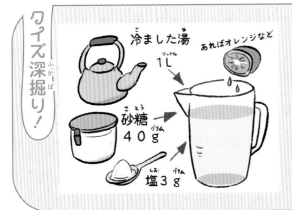

冷ました湯
1L

あればオレンジなど

砂糖
40g

塩3g

経口補水液をつくってみよう!

　スポーツドリンクがすぐに手に入らない場合は、体にやさしい経口補水液をつくろう。ふっとうさせて冷ましたお湯1リットルに、砂糖40グラムと塩3グラムをとかしてね。あればオレンジなどのかんきつ類をしぼると、脱水症状のときに欠かせないカリウムも補給できるよ。

問題 17

症状がおさまった！これで完全に治ったのかな？

むずかしさ ★★★

症状がおさまっても〇157は…

A 5日間ほど おなかにいる

B 1週間ほど おなかにいる

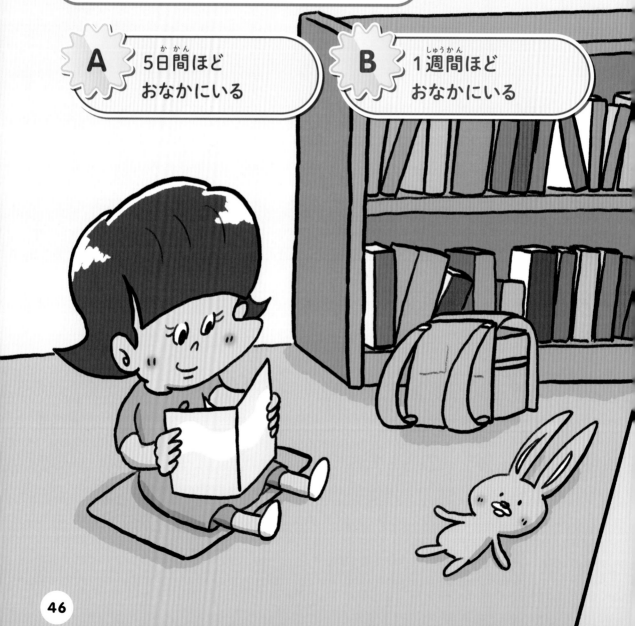

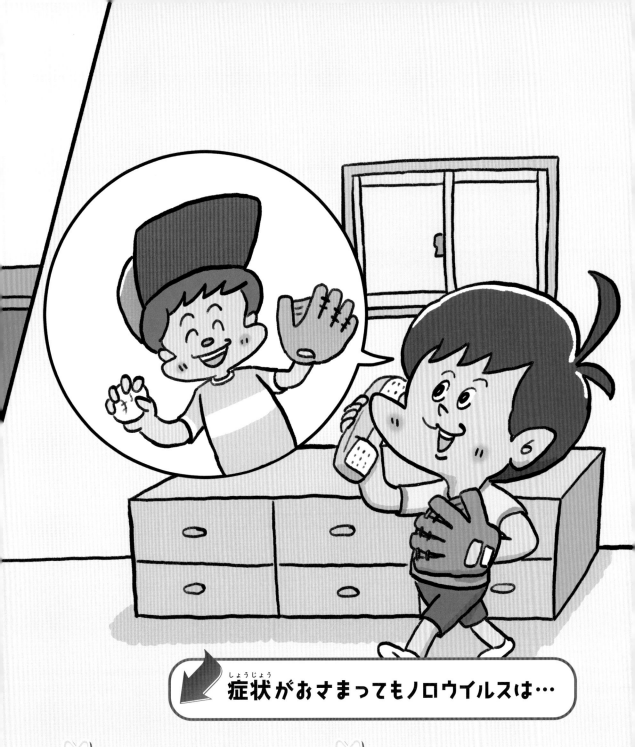

症状がおさまってもノロウイルスは…

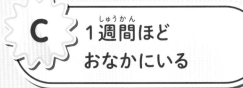

C 1週間ほど おなかにいる

D 2週間ほど おなかにいる

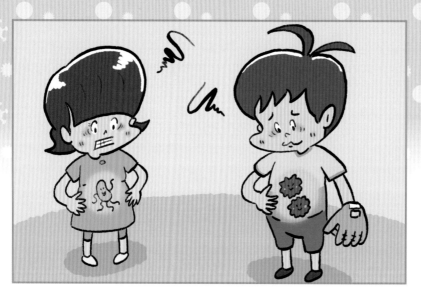

症状がなくなっても油断は禁物！

げりや吐きけが落ちついても、まだまだ安心はできないよ。症状がおさまってもO157は約5日間、ノロウイルスは約2週間もおなかのなかにいるんだ。だから、油断しているとトイレなどから、ほかの人にうつしてしまう危険があるよ。

また、ほかの細菌やウイルスのなかには、数か月間もうんちにひそんでいるものもいるんだ。感染症にかかったら、症状がなくなった後も気をゆるめずに、すごすことが大事なんだね。

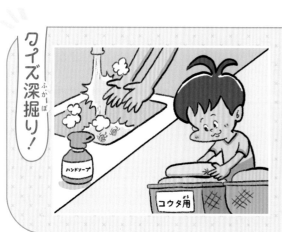

クイズ深掘り！

症状がなくなっても
こまめな手洗いを忘れずに！

治ったつもりでもまわりにうつす危険が続くのが、感染症のこわいところ。それを防ぐには、十分な手洗いがとくに大事だよ。また、手や体をふくタオルも、しばらくは自分専用のものを用意してもらって使うようにしてね。

正しい手の洗い方をマスターしよう

感染症対策はこまめな手洗いが基本！ウイルスや細菌を体に入れないため、また、ほかの人に感染症を広げないために、とくに外出からもどったときやトイレの後、また、動物にさわった後や料理をする前後、食事の前には必ず手を洗おう。

❶
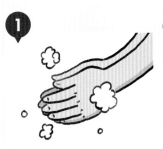
手のひらで、石けんをよく泡立てる。

❷
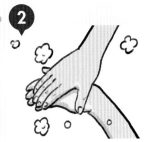
手のこうを、こすり洗いする。

❸
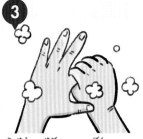
左右の指を、1本ずつていねいに洗う。

❹
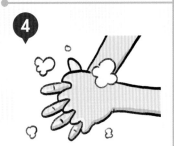
手を組むようにして、指のあいだを洗う。

❺
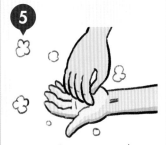
つめを手のひらに立て、こすりつけるように洗う。

❻
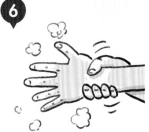
左右の手首を、片方ずつ反対の手で洗う。

❼
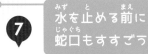
水を止める前に蛇口もすすごう
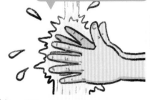
泡が残らないよう、きちんと洗い流す。

❽
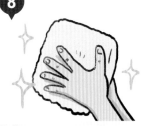
清潔なタオルやハンカチで水けをよくふき取る。

ふだんから
つめを短くして清潔に
しておきましょう

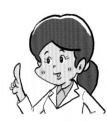

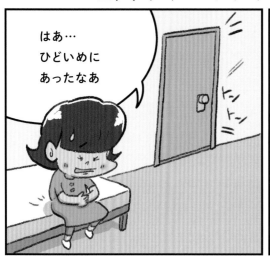

はあ…
ひどいめに
あったなあ

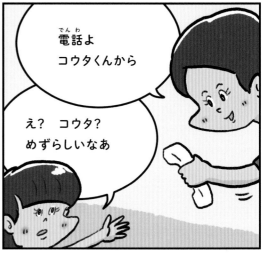

電話（でんわ）よ
コウタくんから

え？ コウタ？
めずらしいなあ

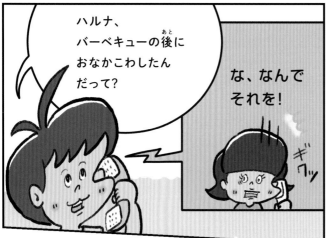

ハルナ、
バーベキューの後（あと）に
おなかこわしたん
だって？

な、なんで
それを！

ギワッ

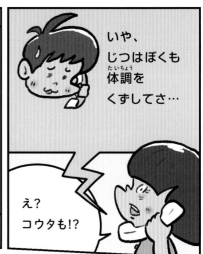

いや、
じつはぼくも
体調（たいちょう）を
くずしてさ…

え？
コウタも！？

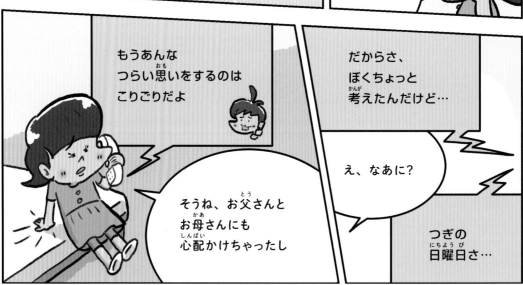

もうあんな
つらい思（おも）いをするのは
こりごりだよ

だからさ、
ぼくちょっと
考（かんが）えたんだけど…

え、なあに？

そうね、お父（とう）さんと
お母（かあ）さんにも
心配（しんぱい）かけちゃったし

つぎの
日曜日（にちようび）さ…

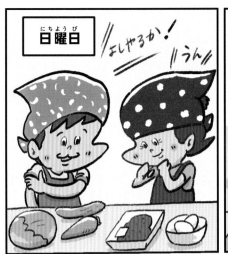

日曜日

よしやるか！

うん

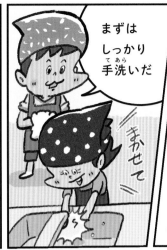

まずは
しっかり
手洗いだ

まかせて

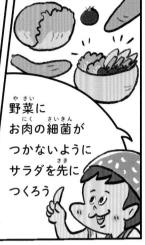

野菜に
お肉の細菌が
つかないように
サラダを先に
つくろう

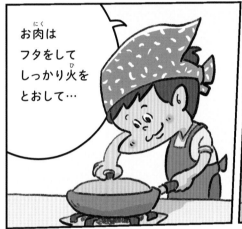

お肉は
フタをして
しっかり火を
とおして…

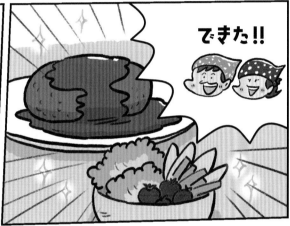

できた!!

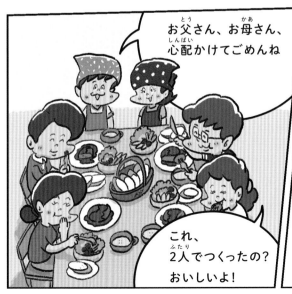

お父さん、お母さん、
心配かけてごめんね

これ、
2人でつくったの？
おいしいよ!

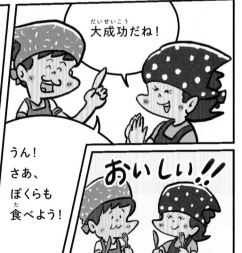

大成功だね!

うん!
さあ、
ぼくらも
食べよう!

おいしい!!

食中毒を引きおこす感染症

ここからは、食中毒を
おこす感染症について
まとめて紹介するよ！

name.

腸管出血性大腸菌感染症O157

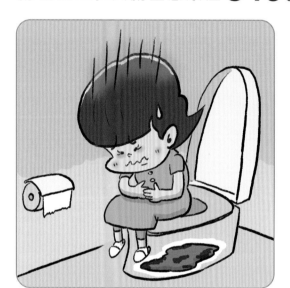

data.

病原体

腸管出血性大腸菌O157など

潜伏期間

3日〜5日（最短1日〜最長8日）

危険度

★★★★☆

注意する年齢

すべての年齢

薬・ワクチン

抗菌薬がある

ワクチンはない

おもな症状

腹痛、げり、血便、発熱、吐きけ

出席停止期間

医師のOKが出るまで。めやすは症状がおさまり、抗菌薬による治療が終了し、48時間をあけ2回の検便で細菌がいないことが確認されるまで。

感染経路

　腹痛やげりなど食中毒の症状をおこすO157は、腸管出血性大腸菌の1つだよ。腸管出血性大腸菌は、どれもベロ毒素を産み出し、ひどい血便を引きおこすんだ。最悪の場合亡くなることも。

　牛肉などの生肉にいるため、予防には生肉に十分に火をとおすことや調理器具の消毒、こまめな手洗いが重要。また、川や井戸の水や動物の体にいることもあるから、それらの水を飲まないことや、動物とふれあった後はよく手を洗うことに注意しよう。

経口感染 病原体がひそむ食品や飲みものを口にすることによって感染

 飛沫感染 吐いたものなどが飛び散ったとき、そのなかにいる病原体を吸いこむことで感染

 接触感染 病原体がついた物をさわった手で、鼻や口などをさわることで感染

 糞口感染 うんちにいる病原体が、手から手へうつり、口などから体に入りこむことで感染

name.

ノロウイルス感染症

※ここでは病原体のうつり方
（感染経路）が4つ出てきます

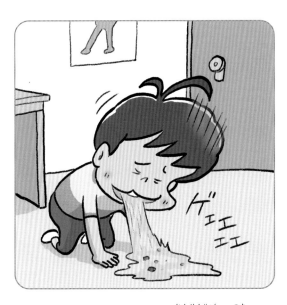

ノロウイルスはとても感染力の強いウイルスで、体に入ると強い吐きけやげりを引きおこすよ。また、かかった人のうんちや吐いたものにはウイルスがたくさん。飛沫感染や接触感染の原因となるほか、吐いたものが乾いてほこりにくっつき、空中に舞いあがることもある。これを吸いこむことで感染する場合も。

だから感染した人が使ったトイレや吐いた場所は、塩素系漂白剤や二酸化塩素の液剤で十分消毒することが大事なんだ。

data.

病原体

ノロウイルス

潜伏期間

12時間～48時間

危険度

★★☆☆☆

注意する年齢

すべての年齢

薬・ワクチン

抗ウイルス薬はない

ワクチンはない

おもな症状

吐きけ、嘔吐、げり、腹痛、頭痛、発熱

出席停止期間

出席停止の決まりはない。嘔吐やげりなどの症状がおさまり、ふだんの食事がとれて、全身状態がよければ登校可能。念のため医師に相談。

感染経路

53

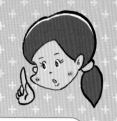

動物の体にくっついていることが多いのね!

動物をさわったら必ず手を洗うことが大切です

name.
サルモネラ感染症

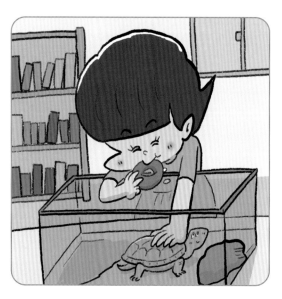

　サルモネラ菌は、カメなどのは虫類やカエルなどの両生類、牛や鳥などの家畜など、さまざまな動物の腸や体の表面にいるんだ。さらに、ひび割れたたまごや生肉にいることもあって、口にすると、熱が出たり吐いたりするよ。

　サルモネラ菌は熱に弱いから、生肉には十分火をとおして食べることが感染防止に。また、ひび割れたたまごは口にせず、動物とふれあった後は必ず手を洗って、体に細菌が入るのを予防しよう。

data.

病原体

サルモネラ菌

潜伏期間

12時間〜36時間
（最短6時間〜最長72時間）

危険度

★★★☆☆

注意する年齢

すべての年齢

薬・ワクチン

抗菌薬はない

ワクチンはない

おもな症状

発熱、嘔吐、腹痛、げり、血便

出席停止期間

出席停止の決まりはない。全身状態がよければ登校可能。念のため医師に相談。

感染経路

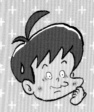

生焼けのとり肉は
口にしないように
しないとね!

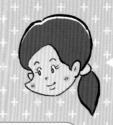

75℃以上で1分以上、
中心が白っぽくなるまで
しっかり加熱しましょう

name.
カンピロバクター感染症

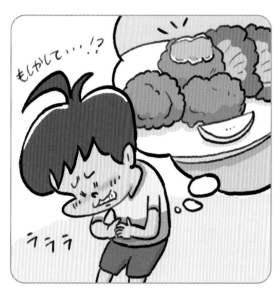

もしかして・・・!?

げりや腹痛のほか、吐いたり、頭痛がお
きたりするカンピロバクター感染症。サ
ルモネラ感染症と並んで、もっとも多くの
人がかかる食中毒の1つといわれているよ。
原因となるカンピロバクターという細菌
は、とくに生のとり肉から人の体に入りこ
むことが多いんだ。
　とり肉は中心が白っぽくなるまでしっ
かりと火をとおして食べることはもちろ
ん、生で食べる野菜とは調理器具を分ける
など、十分な予防を心がけよう。

data.

病原体

カンピロバクター

潜伏期間

2日〜5日

危険度

★★☆☆☆

注意する年齢

すべての年齢

薬・ワクチン

抗菌剤がある

ワクチンはない

おもな症状

げり、腹痛、発熱、嘔吐、頭痛

出席停止期間

出席停止の決まりはない。全身状態
がよければ登校可能。念のため医師
に相談。

感染経路

● 著　者

岡田 晴恵（おかだ・はるえ）

白鷗大学教育学部教授。
元国立感染症研究所研究員 医学博士。専門は感染症学、免疫学、公衆衛生学。学校で流行する感染症の予防と対策を研究しているほか、テレビ番組への出演をとおして、感染症をわかりやすく解説することにも力を入れている。おもな著書に『人類vs感染症』（岩波ジュニア新書）、『みんなでからだを守ろう！感染症キャラクターえほん』『キャラでわかる！ はじめての感染症図鑑』（ともに日本図書センター）など。

● **イラスト**　　　イケウチリリー
● **ブックデザイン**　　釣巻デザイン室（釣巻敏康・池田彩）
● **編集協力**　　株式会社 バーネット（高橋修）
● **編集**　　小園まさみ
● **企画・編集**　　株式会社 日本図書センター

※本書で紹介した内容は、
　2020年12月時点での情報をもとに制作しています。

NDC491

どっちを選ぶ？クイズで学ぶ！
感染症サバイバル
②腸管出血性大腸菌
　感染症O157・
　ノロウイルス感染症

著・岡田晴恵

日本図書センター
2021年　56P　23.7cm×18.2cm

どっちを選ぶ？ クイズで学ぶ！
感染症サバイバル
②腸管出血性大腸菌感染症O157・ノロウイルス感染症

2021年1月25日　初版第1刷発行

著　者　　岡田晴恵
発行者　　高野総太
発行所　　株式会社日本図書センター
　　　　　〒112-0012 東京都文京区大塚3-8-2
　　　　　電話 営業部 03-3947-9387
　　　　　　　　出版部 03-3945-6448
　　　　　http://www.nihontosho.co.jp

印刷・製本　　図書印刷 株式会社